COME PERDERE GRASSO CORPOREO E MANTENERE IL PESO

PERDERE CHILI SENZA EFFETTO RIMBALZO, ELIMINARE IL GRASSO ADDOMINALE E DELLA GAMBA, BRUCIARE CALORIE RAPIDAMENTE E IN MODO NATURALE

Jessy M. Brown

Indice dei contenuti

Introduzione

La perdita di peso non può essere ottenuta in un batter d'occhio. Prima di raggiungere il tuo obiettivo finale, devi prendere misure precise e sbarazzarti del tuo stile di vita malsano. A seconda dei vostri schemi preferiti, perdere peso può essere facile o complicato.

La perdita di peso richiede una riduzione dell'apporto calorico. La maggior parte delle persone cercano di perdere peso attraverso l'esercizio fisico o la dieta.

Ogni persona ha la propria ragione per scegliere di perdere peso. Alcuni di loro vogliono sviluppare la loro fiducia in se stessi o apparire più attraenti, mentre altri vogliono solo rimanere sani e in forma. Qualunque siano le tue ragioni, non c'e' niente di cui preoccuparsi. Il raggiungimento di un corpo e di un peso

perfetto può essere fatto senza praticare procedure complicate. Si tratta di come ci si controlla e si motiva a vivere uno stile di vita sano.

Per imparare più circa perdita del peso e manutenzione, questo libro servirà da guida definitiva. In questo modo, avete l'opportunità di riconoscere i vostri fatti fondamentali. Quindi iniziate a leggere questo libro e a migliorare le vostre condizioni di peso e il vostro stile di vita.

La realtà della perdita di peso

Se volete rimanere in forma, cambiare il vostro corpo in uno perfetto o sembrare più sexy, dovete capire l'intero concetto di perdita di peso. Se leggete regolarmente le notizie sulla salute, probabilmente riconoscerete che il tasso di obesità tende ad aumentare. Questa condizione allarmante ha risvegliato gli operatori sanitari e le organizzazioni. Di conseguenza, essi forniscono consigli e soluzioni adeguate per risolvere il problema. Tuttavia, l'aiuto di queste agenzie sanitarie non è sufficiente.

Se vuoi davvero ridurre il tuo peso, devi aiutarti da solo. È necessario essere più consapevoli del proprio stile di vita e delle attività quotidiane.

La perdita di peso si riferisce ad una riduzione della massa corporea totale

caratterizzata da una perdita del muscolo scheletrico e del grasso corporeo. Questo termine è disponibile in due tipi:

- Perdita di peso intenzionale -
Quando una persona riduce intenzionalmente il proprio peso, spesso pianifica una dieta o un programma di allenamento. Questi programmi sono progettati per perdere una certa quantità di peso in un breve periodo di tempo.

- Perdita di peso non intenzionale -
La perdita di peso può essere accidentale se una persona soffre di qualsiasi problema di salute non trattata. Esempi tipici sono il diabete, lo stress, l'ansia e molto altro ancora.

Come dicono gli esperti, perdere peso offre molteplici vantaggi. Oltre ad un aspetto impressionante, si ha anche la possibilità di vivere per più anni. Le persone obese soffrono spesso di malattie multiple come il diabete, l'ipertensione, le malattie cardiache e il cancro.

➢ *Considerazioni e suggerimenti sulla perdita di peso*

Anche se si sceglie di perdere peso all'istante, è essenziale evitare diete da shock, diete da capriccio, digiuno frequente e altre misure di perdita di peso intenso. Questi piani possono mettervi a rischio per problemi di salute.

Ad esempio, le persone che usano lassativi durante la dieta possono sviluppare disidratazione, problemi renali, problemi cardiaci e danni intestinali.

Il modo migliore per perdere più peso è quello di mangiare una dieta che copra i giusti alimenti sani. Questo può aiutare a mantenere la funzione corporea riducendo al tempo stesso il peso. Prima di fare qualsiasi attività o di partecipare a qualsiasi programma, assicuratevi di consultare il vostro nutrizionista o medico.

Quando si fa un piano di perdita di peso, si dovrebbe sempre includere un corretto

esercizio fisico. Oltre a bruciare calorie attraverso un'intensa attività fisica, l'allenamento regolare sviluppa un metabolismo di riposo. Pertanto, può aiutare il corpo a bruciare più calorie durante le attività ordinarie.

Come controllare il peso corporeo?

Non tutti sanno come perdere peso. A volte, si basano solo su diversi programmi che mirano a ridurre il grasso corporeo e raggiungere una figura perfetta. Prima di iniziare a ridurre il grasso, è necessario comprendere i fatti fondamentali della gestione del peso.

La gestione del peso è definita come un approccio duraturo ad uno stile di vita sano. Comprende un equilibrio tra esercizio fisico e alimentazione sana per collegare l'assunzione di energia e il dispendio energetico. Comprendere le esigenze del proprio corpo è essenziale per la gestione del peso. Può anche controllare il consumo eccessivo o insufficiente di cibo.

I nutrizionisti sostengono che la gestione

del peso non copre le diete di moda. Spesso si concentra sui risultati a lungo termine seguiti dal mantenimento del peso corporeo. Se si controlla il proprio peso, è possibile ottenere non solo una figura perfetta, ma anche prevenire le malattie croniche.

> ### Metodi di controllo del peso

La gestione del peso è disponibile in diversi metodi. Alcuni sono facili da seguire, mentre altri hanno bisogno di un monitoraggio costante e di un'applicazione rigorosa. Per maggiori dettagli su questi schemi, ecco alcuni dei loro vari metodi che dovreste conoscere:

- Più assunzione di proteine - Gli specialisti alimentari dicono che l'assunzione di proteine a colazione ha un effetto maggiore rispetto ai pasti successivi. Ha anche un effetto termogenico maggiore rispetto ai grassi e ai carboidrati. Se si mangiano cibi ricchi di proteine a colazione, questo aiuta ad aumentare l'attività del glucagone.

**- Utilizzare piatti più piccoli -
Attraverso l'**uso di piatti più piccoli, aiuta
a consumare piccole porzioni di cibo. Si
osservano quindi opportunità di
consumare meno calorie. Se continuate ad
usare piatti più grandi, sarete sempre
tentati di consumare porzioni più grandi e
questo porta ad un aumento di peso.

**- Mangiare cibi a basso contenuto
calorico -** Una diminuzione media
dell'apporto calorico porta sempre a una
lenta perdita di peso. Si raccomandano
lattuga, broccoli, pompelmo, cavolfiore e
altri alimenti a basso contenuto calorico.

- Mangiare più latticini - La maggior
parte dei nutrizionisti dicono che il
consumo di latticini può ridurre il grasso
corporeo. Questo accade perché una
maggiore quantità di calcio nella dieta
sviluppa la quantità di energia e grasso
che viene rimosso dal corpo.

- Smettere di bere soda o bevande

zuccherate - Uno dei principali fattori che contribuiscono all'aumento di peso sono le bevande zuccherate. Anche se queste bevande sono deliziose e sembrano innocue, le bevande gassate sono costituite da una grande quantità di calorie. Per evitare le calorie, si dovrebbe sempre bere più acqua. Gli esperti suggeriscono di consumare regolarmente da otto a dieci bicchieri d'acqua.

- Dormire in modo adeguato - Dal momento che la maggior parte delle persone sono occupate a fare le loro attività personali, spesso trascurano di praticare abitudini di sonno corrette. Se si dorme in tempo, aiuta ad aumentare il metabolismo e allevia lo stress sul corpo. Questi aspetti sono legati alla perdita di peso e al rapido metabolismo.

Con la vostra comprensione di questi schemi, potete creare metodi che vi aiuteranno a ridurre i grassi e a mantenere uno stile di vita sano.

Diete di moda

Tutte le persone che vogliono ridurre il grasso corporeo sono disposti a provare diverse diete che hanno visto nei talk show televisivi popolari, riviste o libri. La maggior parte di queste diete promettono di fornire risultati perfetti e rapidi. Oggi, queste diete sono note come "diete da capriccio". Che cosa sono queste diete di moda e quanto sono efficaci?

Le diete Fad si riferiscono a qualsiasi programma o piano di dieta che sostiene di aver scoperto gli ultimi segreti per perdere peso. Queste diete sono sempre più popolari perché promettono risultati rapidi, offrono procedure semplici e sono accessibili.

La maggior parte delle diete da capriccio sono basate su manipolazioni di macronutrienti. Sono costituiti da un basso apporto calorico per ottenere i loro effetti di perdita di peso. Inoltre, non sono sostenuti da una rigorosa ricerca scientifica e possono essere dannosi per la salute. Alcune diete di moda limitano l'assorbimento totale di energia. Riducono anche l'assunzione di carboidrati per una rapida perdita di peso.

Le 3 diete da capriccio che funzionano davvero bene

Se siete disposti a praticare le diete di moda, è necessario sapere che tipo di diete funzionano e che cosa non funzionano. Per una guida aggiuntiva, ecco le tre diete di moda che funzionano davvero:

1. Master Cleanse Diet Lemonade Diet - Gli studi hanno dimostrato che ci sono celebrità che praticano questo piano. Questa dieta comprende il consumo esclusivo di detergente alla limonata a base di limoni, acqua, sciroppo d'acero e pepe di cayenna. Rispetto ad altri metodi, è abbastanza difficile, poiché non è necessario mangiare alcun cibo.

2. Diete ipocaloriche e a basso contenuto di grassi - Questa dieta ha un basso apporto calorico. Porta anche alla perdita di peso, ma è necessario seguire metodi rigorosi. Tuttavia, le persone che seguono questa dieta devono controllare il loro apporto alimentare giornaliero. In caso contrario, possono facilmente ingrassare.

3. Ad alta percentuale proteica, basso - diete del carboidrato - il più noto ad alta percentuale proteica, basso - la dieta del carboidrato è la dieta del Atkins. Promuove la completa eliminazione dei carboidrati. Pertanto, offre una rapida perdita di peso e una condizione corporea sana.

Alcune persone credono che le diete di moda siano piuttosto dannose per la loro salute. Tuttavia, non è sempre così. È semplicemente come scegliere la migliore dieta di moda disponibile sul mercato. Se avete in programma di praticare una dieta alla moda, aspettatevi i seguenti benefici:

- ***Motivazione*** - **L'**ultima sfida di perdere peso è rimanere motivati. Se cambiate il vostro esercizio fisico e le vostre abitudini alimentari, avete bisogno di un grande impegno. A volte, quando si nota che i risultati sono troppo lenti, ci si può sentire scoraggiati o frustrati. Tuttavia, se si continua il processo, si noterà che si sta riducendo più grasso e avere il corpo perfetto che si desiderava.

- **Offre una buona salute** - **Le** diete di moda come le diete crude eliminano tutti gli alimenti che vengono lavorati o cucinati. Essi si concentrano anche sul consumo di frutta e verdura fresca. La dieta Atkins, d'altra parte, aiuta a ridurre l'assunzione di carboidrati. La chiave per una buona salute è mangiare una varietà di alimenti ricchi di vitamine e sostanze nutritive.

- Consapevolezza - Una dieta di moda
può farti sentire attivo o energico.
Qualunque sia il tipo di dieta di moda che
scegliete di praticare, dovreste sempre
essere consapevoli dei diversi alimenti che
dovete mangiare. Saprete anche quali
alimenti sono perfetti per la vostra
condizione corporea e quali no.

Con grandi informazioni su queste diete
di moda, si può facilmente decidere quale
di esse si adatta alle esigenze della vostra
condizione fisica sana. Dopo aver trovato
le diete migliori, assicuratevi di seguire
ogni passo ed essere consapevoli del
vostro stile di vita quotidiano.

Tutto sugli esercizi

L'esercizio fisico e la perdita di peso ruotano intorno ad una parola: calorie. Anche se le persone hanno bisogno di cibo per sopravvivere, c'è sempre un limite. Diciamo, ad esempio, che un consumo eccessivo di carboidrati non è consigliabile. Per bruciare piu' grassi, devi fare un paio di esercizi. Sia che tu voglia una routine dolce o intensa, dovresti sempre seguire le tue procedure.

Un esercizio di perdita di peso ideale include una combinazione di allenamento del peso ed esercizio aerobico. Gli esperti dicono che se si continua ad allenarsi ogni giorno, è più probabile che si mantenga il peso più a lungo e si raggiunga una condizione corporea più sana.

Perché ci sono diversi esercizi di perdita di peso, alcuni di voi possono trovare difficile sceglierne uno. Per risolvere questo problema, ecco i pochi metodi di formazione da seguire:

- Esercizio aerobico - Questo è un tipo di esercizio che sviluppa la respirazione e la frequenza cardiaca per un periodo continuo e prolungato. Esempi tipici di questo esercizio sono il nuoto, la bicicletta, i passi e la camminata. Per ottenere i migliori risultati, si possono fare almeno due o tre esercizi al giorno.

- Esercizi cardiovascolari *con attrezzature - Le* macchine possono offrire esercizi cardiovascolari multipli. Gli esempi più comuni sono allenatori ellittici, arrampicatori, allenatori di movimento adattivo e molto altro ancora. La maggior parte di questi dispositivi aiutano a monitorare la frequenza cardiaca e a ridurre la quantità di grasso corporeo.

- Allenamento della forza - È perfetto per tutte le età e riconosciuto come componente vitale del fitness. Sia che tu

voglia fare esercizi di sollevamento pesi o di sollevamento pesi, puoi aiutare ad aumentare o mantenere la massa muscolare. È inoltre possibile ridurre il peso e sviluppare una condizione corporea sana.

Oltre a quanto sopra, ci sono diversi esercizi di perdita di peso. Infatti, ci sono alcune persone che preferiscono entrare in diverse palestre di fitness. Per coloro che sono abbastanza occupati, preferiscono fare esercizi intensi a casa.

Mentre si continua ad allenarsi, la frequenza cardiaca tende ad aumentare. Come risultato, anche il vostro metabolismo si sviluppa e le possibilità di bruciare più grassi sono in forte aumento. Per ogni minuto di allenamento, è possibile bruciare una determinata quantità di calorie. Le calorie bruciate dipendono da quanto dinamico è l'esercizio fisico. Gli studi hanno dimostrato che più calorie si bruciano durante l'esercizio fisico, più calorie si hanno. Pertanto, è possibile perdere più peso in un breve periodo di tempo.

Inoltre, quando si continua l'allenamento, il glucosio si esaurisce lentamente. Il corpo ricorre quindi al suo stoccaggio di grasso e brucia il grasso interno per produrre energia per sostituire il glucosio. Questo significa che quando si brucia più grasso, si perde peso sarà evidente.

Anche se ci sono più esercizi di perdita di peso, alcuni trovano ancora difficile raggiungere il loro obiettivo finale. Se sei uno di loro, la migliore opzione che dovresti prendere è fare un diario. Nel tuo diario, devi scrivere le tue attività quotidiane. È inoltre necessario specificare nel dettaglio i diversi alimenti di cui avete bisogno per mangiare durante l'allenamento. Per essere sicuri di seguire il vostro piano di formazione, dovete incoraggiarvi. È inoltre possibile elencare le molte ragioni per cui si sceglie di perdere peso. In questo modo, sarete sempre ispirati a svolgere le attività necessarie.

Il ruolo delle emozioni nella perdita di peso

Che ci crediate o no, le vostre emozioni giocano un ruolo vitale nella vostra condizione di peso. A volte le persone depresse preferiscono mangiare più cibo per alleviare la sensazione di disagio. Anche altri si rivolgono al cibo per il comfort, soprattutto quando sono stressati e frustrati dal loro lavoro. Come risultato, questa azione può portare ad un aumento di peso. Si dice che più si capisce come le emozioni influenzano le proprie abitudini alimentari, più si è preparati a superare alcuni degli ostacoli che si incontrano nel controllo dell'alimentazione quotidiana.

Il cibo emotivo si riferisce all'atto di mangiare per sentirsi meglio. La maggior parte delle persone vede il cibo come qualcosa di più di una semplice fonte di energia corporea. A volte gli piace mangiare, soprattutto nel tempo libero. Non c'è niente di sbagliato in questa abitudine. Tuttavia, dovreste sempre conoscere i vostri limiti quando si tratta dell'assunzione di cibo.

Le persone mangiano spesso per affrontare i loro sentimenti negativi. Tuttavia, questa abitudine può portare a gravi disturbi alimentari, depressione, obesità e aumento di peso. Se non volete avere problemi di salute a causa dell'assunzione eccessiva di cibo, dovete trovare il modo di risolvere questo problema.

> ### Come combattere le voglie emotive?

Alcune persone trovano difficile gestire le proprie emozioni e le proprie abitudini alimentari. Se sei uno di loro, dovresti sempre conoscere le diverse strategie per gestire il tuo peso. Per la vostra guida, eccole qui:

- Valuta il tuo livello di fame - Prima di iniziare a mangiare, valuta il tuo livello di fame. Da 1 a 10, dieci scale sono le più alte e significa che sei pieno. Se si nota che il livello di fame è compreso tra 3 e 10, è necessario evitare di mangiare. Puoi consumare abbastanza cibo solo se il livello di fame è 1 o 2.

- Trattare con altre attività confortanti - Invece di mangiare più cibo mentre siete stressati, cercate di cercare qualsiasi attività alternativa che possa alleviare la vostra condizione attuale. Esempi tipici sono l'ascolto della tua musica preferita, la riproduzione di uno strumento musicale, la chiacchierata con gli amici o una passeggiata.

- Praticare l'esercizio quotidiano - È innegabile che un allenamento regolare può aiutare a ridurre il peso. Ma può anche aiutare a gestire l'ansia e lo stress. Attraverso l'esercizio fisico quotidiano, è possibile evitare di mangiare troppo. Pertanto, è possibile gestire facilmente le

proprie emozioni mentre si sviluppano le proprie condizioni di salute.

- *Use Three-Food Interference* -
Questo schema è fatto mangiando tre tipi di alimenti nutrienti prima di mangiare i vostri cibi preferiti. Gli alimenti sani tipici sono la verdura, lo yogurt, la frutta e molti altri.

Come potete vedere, ci sono diversi modi per gestire le vostre emozioni. Sia che tu sia depresso o che tu sia affetto da un problema emotivo, non hai bisogno di mangiare più e più volte. Una volta che saprete come gestire le vostre emozioni, non sarete tentati di mangiare di più cibo.

Come fissare gli obiettivi?

Se si vuole perdere peso, è necessario impostare il vostro obiettivo finale. Dovete anche raggiungere i vostri obiettivi a prescindere dai costi. Dice che fissare obiettivi realistici prima di iniziare un piano di perdita di peso si è dimostrato efficace.

A volte le persone trovano difficile fissare obiettivi di perdita di peso e di manutenzione. Invece di preoccuparsi di questo problema, una ricerca accurata è l'opzione ideale. Per maggiori dettagli potete anche cercare l'aiuto di esperti e amici di fiducia.

I passi precisi per impostare gli obiettivi di perdita di peso non sono troppo complicati. Che tu sia un principiante o meno, puoi facilmente creare il tuo piano personale. Per maggiori dettagli, ecco alcuni passi da sapere:

Passo 1: Inizia a fissare piccoli obiettivi giornalieri - Prima di cercare di perdere più chili, il tuo primo obiettivo è quello di perdere almeno un chilo alla settimana. Questo è più facile da ottenere che ridurre più peso in un istante. Per essere sicuri di raggiungere questo obiettivo, devi stabilire il tuo stato d'animo. È necessario ricordare a se stessi circa il vostro obiettivo di continui allenamenti quotidiani e uno stile di vita sano.

Passo 2: Impostare obiettivi avanzati - Una volta raggiunto il primo obiettivo, è necessario salire di livello. Ad esempio, se avete già raggiunto l'obiettivo di 30 minuti di cammino al giorno, dovreste estenderlo a un'ora di cammino al giorno. È inoltre necessario mangiare porzioni più piccole ad ogni pasto. Per ottenere i migliori risultati, è necessario richiedere la consulenza di esperti.

Fase 3: Conosci il tuo obiettivo finale - Se vuoi avere una figura perfetta e il peso corporeo, è necessario creare modi per raggiungerlo. Oltre alla routine quotidiana, è necessario imparare a cucinare cibi sani, partecipare a programmi di fitness e altre attività correlate.

Passo 4: Fissare le scadenze per i vostri obiettivi - Se notate che state continuamente raggiungendo i vostri obiettivi finali, dovete ricompensare voi stessi. A seconda delle tue preferenze, puoi andare a fare shopping, fare una gita nel fine settimana, farti un trattamento facciale e molto altro ancora.

Fase 5: Rimani motivato - Anche se hai raggiunto il tuo obiettivo primario, devi fare esercizio fisico ogni giorno e vivere uno stile di vita sano. Questo può aiutare a mantenere il corpo e il peso nel modo desiderato.

Quando si impostano gli obiettivi di

perdita di peso e di manutenzione, si dovrebbe sempre essere realistici. Questo significa che non è necessario scrivere alcuna attività, specialmente quando non è possibile farle. Durante la prima settimana del programma di perdita di peso, assicuratevi di poterlo fare e di avere abbastanza tempo per fare tutti gli esercizi correlati.

Se sapete come impostare gli obiettivi di perdita di peso e di manutenzione, non dovete preoccuparvi delle vostre attività quotidiane. Dal momento che è necessario annotare tutte le attività da svolgere, sarete sempre guidati su come ridurre il peso.

Alla fine dei vostri obiettivi esatti, non c'è bisogno di chiedere ai vostri amici o ad altri esperti in merito all'obiettivo che volete veramente raggiungere. Pertanto, è facile per voi trovare il modo di raggiungere i vostri obiettivi preferiti.

Imparare a mangiare.....

Mangiare bene non significa dover seguire rigidi piani dietetici. Se si desidera mangiare la giusta quantità e il giusto tipo di alimenti, tutto quello che dovete fare è conoscere i diversi alimenti che sono caricati con le sostanze nutritive perfette. Puoi farlo chiedendo aiuto agli esperti o leggendo libri sulla salute.

> ➤ ***Alimentazione adeguata per la perdita di peso***

Se volete perdere peso, dovreste concentrarvi sui vostri pasti quotidiani. È necessario conoscere non solo gli alimenti necessari per mangiare, ma anche gli alimenti che possono scatenare la vostra condizione di peso. Invece di preoccuparsi, ecco alcuni consigli da tenere a mente:

- Conoscere gli alimenti esatti che dovete mangiare - Alcune persone si astengono dal mangiare per ridurre il loro peso. Questo schema non è consigliabile. Se hai fame, allora devi mangiare, ma con limitazioni. Se si continua a mangiare meno cibo, si possono avere complicati problemi di salute come la fatica.

- Mangiare più frutta e verdura fresca - Gli alimenti nutrienti possono aiutare a perdere peso. Questi alimenti sono perfetti invece di mangiare cibi malsani ogni giorno. Se si passa ad uno stile di vita sano, aspettatevi di perdere peso e di avere una condizione corporea perfetta.

- Evitare di saltare i pasti - Se si continua a saltare i pasti, si può essere più affamati al pasto successivo. Per quanto possibile, è necessario mangiare da cinque a sei volte al giorno. Ma devi mangiare una piccola quantita'. Mai multitasking e non guardare la TV mentre si mangia. Mentre mangiate, sedetevi e fate attenzione al vostro cibo.

- Bere più acqua - Il tuo corpo ha bisogno di più acqua. Si consiglia vivamente di bere più acqua rispetto al consumo di bevande analcoliche.

Prima di mangiare, è necessario bere un po' d'acqua per ridurre l'assunzione di cibo. Questo può aiutare a ridurre la quantità di grasso corporeo.

- Fare un diario - Fare un diario è un modo efficace per monitorare le tue abitudini alimentari quotidiane. A seconda dei vostri cibi preferiti, è necessario scriverlo e conoscere l'esatta quantità di cibo che mangiate.

- Provare nuovi alimenti - Anche se avete intenzione di perdere peso, non significa che dovete rinunciare a mangiare i vostri cibi preferiti. Invece di mangiare gli stessi tipi di alimenti più e più volte, è necessario provare nuove e salutari ricette.

- Pulire la vostra cucina - Significa che è necessario rimuovere tutti gli

alimenti che possono distruggere la vostra regolare dieta sana. Per quanto possibile, compra solo pochi alimenti suggeriti dal tuo nutrizionista. Questa è una mossa eccellente per impedirvi di mangiare le vostre patatine fritte preferite o altri cibi malsani.

Attraverso la vostra conoscenza di come mangiare bene, non dovete preoccuparvi del vostro peso e delle vostre condizioni corporee. Si può facilmente motivare se stessi a ridurre i grassi. Se siete ancora confusi su come mangiare bene, siete liberi di consultare il vostro nutrizionista.

Si noti che non c'è niente di sbagliato nel mangiare cibo. Assicurati solo di mangiare quelli giusti e sani. Si dovrebbe anche monitorare l'assunzione giornaliera per evitare l'aumento di peso. Se siete motivati e impegnati nel raggiungimento del vostro obiettivo specifico, potete raggiungerlo a prescindere dai costi.

Alternative alla perdita di peso

Per perdere peso, alcune persone preferiscono comprare integratori o pillole. Anche altri desiderano sottoporsi a varie procedure chirurgiche. Qualunque sia la vostra scelta, dovete essere più informati su come funzionano.

Se si desidera fare affidamento su pillole di perdita di peso, si dovrebbe esaminare ciascuno dei supplementi disponibili sul mercato. In alcuni casi, le persone preferiscono ottenere pillole costose pensando che siano più efficaci rispetto a quelle economiche. Sia che scegliate tipi economici o costosi, non è possibile determinare facilmente la loro esatta funzione se non si capiscono i vari ingredienti.

Prima di acquistare qualsiasi pillola o supplemento, l'opzione migliore che dovresti prendere è iniziare a leggere le tue recensioni. Quando si leggono i commenti, è necessario navigare non solo uno, ma diversi siti web. Più recensioni leggi, più probabilità ci sono di ottenere informazioni più preziose. Per essere sicuri di ottenere un tipo ideale di perdita di peso pillola, è meglio cercare un aiuto esperto. Potete anche chiedere ai vostri medici circa l'esatta marca e il tipo di pillola che dovete prendere.

Perché il denaro gioca un ruolo vitale nell'acquisto di pillole di perdita di peso efficace, non è necessario fare affidamento su uno molto costoso. In realtà, ci sono diverse pillole o integratori che sono poco costosi, ma vengono con risultati efficaci. Basta essere sicuri di confrontare una pillola all'altra per un acquisto perfetto.

Se si desidera acquistare le pillole attraverso i piani locali o online, assicurarsi di sfogliare il tuo negozio preferito. Alcuni negozi sono efficaci e altri no. Per essere sicuri di non farvi mai ingannare da qualsiasi fornitore di truffe, leggete sempre le diverse testimonianze dei vostri clienti passati e attuali. Questo può aiutarvi a decidere se il negozio desiderato vi offre un supplemento ideale o meno.

> ### ➤ *Quanto è efficace la chirurgia di perdita di peso?*

Per coloro che se lo possono permettere, preferiscono affidarsi a procedure chirurgiche per rimuovere il grasso corporeo in eccesso. Se sei uno di loro, devi trovare il miglior chirurgo. La ricerca del miglior chirurgo non è troppo difficile. Puoi trovarne uno chiedendo aiuto ai tuoi amici fidati. È inoltre possibile leggere alcuni commenti online per ottenere un chirurgo affidabile.

Le procedure chirurgiche di perdita di peso sono anche efficaci. Tuttavia, è necessario seguire le prescrizioni del chirurgo prima e dopo l'intervento chirurgico. È inoltre necessario essere più consapevoli delle proprie attività quotidiane per evitare effetti collaterali.

Se si desidera sottoporsi a procedure chirurgiche, prendere pillole, o praticare il modo naturale di perdere peso, è possibile ottenere i risultati che si preferisce. Assicurati di sapere come farlo con precisione per garantire risultati positivi.

Conclusione

Hai il grasso corporeo in eccesso? Se la risposta è sì, probabilmente avete la vostra ragione per scegliere di bruciare più grassi e raggiungere una condizione perfetta di peso corporeo. Perché le persone preferiscono perdere peso? Una forma del corpo ideale e una condizione di peso offrono molteplici vantaggi.

> ➤ *Altri benefici di perdita di peso*

- Look Sexy and Attractive - Se continuate a chiedere perché la maggior parte delle persone preferisce perdere peso, la maggior parte di loro danno risposte simili. Sia gli uomini che le donne vogliono ridurre la quantità di grasso corporeo per renderli più attraenti.

- Sembra più sano e più attivo - Se avete intenzione di perdere peso, è

necessario mangiare cibi nutrienti come frutta e verdura. Come risultato, otterrete una perfetta forma del corpo e allo stesso tempo otterrete il vantaggio di praticare uno stile di vita sano.

- **Risparmiare di più** - Quando si sta perdendo peso, è necessario mangiare cibi sani. Pertanto, non è necessario acquistare alimenti che possono distruggere le vostre abitudini alimentari. Questo può aiutarti a risparmiare di più.

- **Sapere come gestire il proprio stato di salute** - Se si vuole perdere peso, si dovrebbe probabilmente iniziare consultando il proprio medico. Attraverso questo, imparerete molte cose su come perdere peso e vivere in modo sano.

Con i vari benefici della perdita di peso, tutti sono incoraggiati ad affrontare una dieta affidabile e programmi di formazione. Come gli altri, non è necessario fare affidamento su più programmi. Anche se continuate a partecipare a varie attività, non sarà mai efficace se non avete autocontrollo o motivazione. Pertanto, assicuratevi di seguire sempre il vostro programma per garantire risultati efficaci.

Il controllo della perdita di peso non è troppo complicato. Se hai un obiettivo specifico, tutto quello che devi fare è trovare il modo di raggiungerlo. Attraverso l'aiuto della gestione della perdita di peso, siete guidati alle attività specifiche che dovete fare. Conoscerete anche i diversi alimenti che avete bisogno di mangiare.

Per i principianti, può essere difficile seguire i loro programmi. Tuttavia, se siete ansiosi di raggiungere il vostro obiettivo, tutto andrà bene. Questo è il motivo per cui la maggior parte delle persone preferisce perdere peso utilizzando uno speciale programma di monitoraggio.

Sei preoccupato per il tuo grasso in

eccesso? Se è così, allora non c'è bisogno di subirne le conseguenze. Non lasciare che gli altri ti tormentino solo per il tuo aspetto fisico. Se sei obeso, allora, devi trovare il modo di risolvere la cosa a mano. Attraverso la pratica di un piano di perdita di peso e di gestione, tutto sarà in buone condizioni. Dopo diverse settimane e mesi, noterete che state perdendo più grasso.

Se si vuole perdere peso o semplicemente mantenere una forma corporea sana, c'è sempre un modo specifico per raggiungere questo obiettivo. Dopo aver bruciato più grassi, si ha fiducia per affrontare le altre persone. Sei anche libero di indossare i vestiti che vuoi.

Seguendo queste diverse guide, sei libero di fare quello che vuoi. Quindi, inizia subito a cambiare la tua attività quotidiana! Imparare a praticare uno stile di vita sano e vedere come influisce sulle condizioni di peso.

Guardare e sentirsi bene con se stessi è possibile. Anche se può sembrare un compito arduo, con la giusta guida, diventerà molto più semplice. Fino a quando si stabilisce una routine efficace e la si segue quotidianamente, sicuramente si sperimenteranno i risultati. Non vergognatevi più di voi stessi! Inizia a goderti la vita e a vivere uno stile di vita più sano.

Ora sì, vi auguro il meglio dei vostri risultati, e ricordate, tutto è pratico; la teoria senza azione non vi serve a nulla.

Un grande abbraccio, il tuo amico, Jessy!

A proposito, quando si raggiungono i risultati a poco a poco, vi consiglio vivamente, se si vuole imparare molto di più sui metodi di perdere peso, il mio libro, "Imparare a massimizzare il metabolismo", è un libro che sono sicuro vi aiuterà molto sul vostro percorso di "buona salute".

Senza ulteriori indugi, potete trovarlo
sul motore di ricerca di Amazon, per titolo
o cercando il mio nome, come ad
esempio: "Jessy M. Brown".... Ancora una
volta vi auguro di avere successo nei
vostri risultati!